DE L'EMPLOI

DES

FRICTIONS MERCURIELLES

Dans la Syphilis coïncidant avec les premiers temps de la gestation,

MÉMOIRE PUBLIÉ DANS LE BULLETIN GÉNÉRAL DE THÉRAPEUTIQUE, TOME XLII,

Par J. MAZADE,

Docteur en Médecine de la Faculté de Paris, Membre de l'Académie du Gard et Membre correspondant des Académies Impériales des Sciences, Belles-Lettres et Arts de Rouen, de Toulouse, de Dijon; de l'Académie des Sciences et Lettres de Montpellier, de l'Académie Médico-Chirurgicale de Ferrare, de la Société de Médecine de Paris, des Sociétés des Sciences médicales et naturelles de Bruxelles et de Malines, des Sociétés de Médecine de Lyon, de Bordeaux, de Marseille, de Toulouse, de Strasbourg, de Montpellier, de Nimes, de Genève, d'Anvers, etc.

NIMES.

TYPOGRAPHIE CLAVEL-BALLIVET,

PLACE DU MARCHÉ, 8.

1860.

DE L'EMPLOI

DES

FRICTIONS MERCURIELLES

DANS LA SYPHILIS

COINCIDANT AVEC LES PREMIERS TEMPS DE LA GESTATION.

Pendant fort longtemps les préparations mercurielles furent rejetées du traitement de la syphilis chez les femmes enceintes. La crainte de provoquer l'avortement ou de porter atteinte à la santé et à la viabilité future de l'enfant était la raison qu'on invoquait pour justifier cette exclusion.

A diverses époques et même à des époques assez reculées, quelques auteurs éminents, entr'autres Nicolas Massa, Granier de Lyon, et de Blégny, protestèrent contre une telle appréciation des effets de la médication mercurielle. Cette prévention n'en conserva pas moins presque toute sa force jusque vers la fin du siècle dernier. Bell et Bertin doivent être comptés parmi ceux qui contribuèrent le plus à en démontrer l'erreur et les dangers. Il résulte, en effet, de leurs travaux importants, fondés sur des observations nombreuses, que les graves conséquences qu'on attribuait à l'action du mercure étaient le plus ordinairement les effets de la syphilis chez les femmes enceintes, lorsque aucun trai tement n'intervenait, et que précisément le moyen le plus puissant de prévenir ces conséquences résidait dans l'emploi convenablement dirigé des préparations mercurielles.

Ces conclusions ont été confirmées par le témoignage des syphiliographes modernes; on les trouve consignées dans les ouvrages de MM. Lagneau, Gibert, Baumès, etc., et surtout dans le passage suivant du livre de M. Ricord : « Le temps de la grossesse, loin de s'opposer à ce que des soins énergiques soient donnés, exige encore plus d'attention et de sage promptitude. J'ai vu bien plus d'avortements chez les femmes syphilitiques non traitées que chez celles qui, prises à temps, étaient soumises à une médication méthodique » (page 614).

Lors même qu'on jugerait cette question importante de thérapeutique seulement à l'aide de l'induction, il serait difficile d'admettre qu'aucune influence nuisible ne fût exercée sur le cours de la gestation et sur l'organisme du fœtus par une maladie qui, le plus ordinairement, établit son siége primitif sur les organes génitaux, y détermine des inflammations, des douleurs vives, des ulcérations, des écoulements, etc., et qui souvent même se manifeste sur le col de l'utérus par des altérations plus ou moins graves, que M. le docteur Gibert a si bien appréciées et si bien décrites dans son excellent Manuel des maladies vénériennes. D'ailleurs, en l'absence de tout traitement, cette maladie ne se généralise-t-elle pas? Et alors l'infection constitutionnelle de la mère ne doit-elle pas se transmettre à l'enfant?

Nul doute ne saurait être élevé aujourd'hui sur la nécessité de traiter la syphilis pendant l'état de gestation. Il est évident, toutefois, en se servant des expressions de M. le docteur Gibert, « que l'état de grossesse demande plus de réserve, de prudence et d'attention dans le traitement; que les doses du remède doivent être plus faibles, moins rapprochées, et suspendues sitôt qu'il survient quelque accident » (Manuel des maladies vénériennes, p. 629).

Le traitement mercuriel doit-il être appliqué indistinctement à toutes les époques de la grosesse? La moindre temporisation peut amener les suites les plus graves. On a toujours à redouter l'avortement, ou un accouchement prématuré, ou les progrès d'une maladie qui, devenue constitutionnelle, peut se transmettre au produit de la conception. Il n'est pas jusqu'au dernier mois de la grossesse où, contre l'opinion de Bertin, l'intervention de la thérapeutique ne soit utile. Si le temps est trop court pour opérer la guérison, on peut néanmoins espérer d'obtenir une amélioration, et diminuer les chances d'infection pour l'enfant lors de sa naissance.

S'il est une époque de la grossesse où il importe le plus d'user de discernement et de prudence dans le choix et dans le mode d'administration des préparations mercurielles, c'est sans doute celle qui correspond aux premiers mois. Alors la femme se trouve dans des dispositions défavorables à l'action et aux effets d'un traitement quelconque. Son impressionnabilité physique et morale est évidemment exagérée; des perturbations nombreuses se manifestent souvent dans les fonctions digestives, dans l'innervation, dans la circulation, etc.; l'avortement peut être provoqué par la cause la plus légère.

Le traitement par les frictions mercurielles nous a paru devoir s'adapter le mieux à de telles conditions. C'est la méthode à laquelle Bell, Bertin, M. Baumès, etc., donnent la préférence. C'est aussi celle que nous avons adoptée dans les observations que nous rapportons dans ce travail.

OBSERVATIONS.

Obs. I. *Deuxième mois de la grossesse. — Blennorrhagie. — Ulcères syphilitiques primitifs aux parties génitales.* — Une fille, âgée de vingt-deux ans, d'une bonne constitution, n'ayant jamais eu de maladies graves et régulièrement menstruée dès l'âge de dix-sept ans, n'avait pas vu reparaître ses règles depuis deux mois, lorsqu'elle éprouva de la cuisson à la vulve. Bientôt un écoulement qui tachait le linge en jaune se déclara. Quelques jours après, des ulcérations apparurent sur les parties génitales extérieures.

Le 6 mars 1842, dix-huitième jour de la manifestation de ces symptômes, elle me fit appeler.

Il existait alors, à la face interne de la grande lèvre gauche, deux ulcères ovalaires, très-étendus et tendant à se réunir vers l'extrémité de leur axe. Leurs bords étaient saillants et taillés à pic; leur surface était profonde, grisâtre et indurée. Trois ulcères d'une moindre dimension, arrondis et ofrant des caractères analogues à ceux des précédents, siégeaient l'un sur la face interne de la grande lèvre droite, et les deux autres au-dessus du méat urinaire. Les grandes lèvres étaient engorgées. La membrane muqueuse de la vulve était rouge, tuméfiée, et recouverte d'une matière épaisse et jaunâtre; le vagin enflammé et douloureux; l'introduction du doigt ne pouvait être tolérée. Il s'en écoulait un liquide muco-purulent abondant.

Les ganglions de l'aine gauche étaient notablement engorgés et sensibles à la pression.

Cette malade me rapporta que depuis plusieurs mois elle avait des relations avec un homme d'une conduite fort déréglée, et que j'avais traité tout récemment d'une blennorrhagie et de chancres du gland.

Elle éprouvait de l'anorexie et des vomissements; elle craignait d'être enceinte.

Les ulcères furent cautérisés avec le nitrate d'argent. Je conseillai des lotions et des injections émollientes et calmantes, des frictions avec trois grammes d'onguent mercuriel à répéter chaque soir sur les membres inférieurs, et des onctions mercurielles sur l'aine gauche.

Le huitième jour de l'administration de ce traitement, la tuméfaction inguinale, l'inflammation de la vulve et du vagin avaient diminué. L'aspect des ulcères s'était amélioré ; l'écoulement blennorrhagique persistait. Mêmes prescriptions.

Le douzième jour, les ulcères situés au-dessus du méat urinaire étaient en voie de cicatrisation ; ceux des grandes lèvres conservaient la même étendue, mais leur aspect se rapprochait de celui des plaies simples ; l'engorgement inguinal avait disparu, la sécrétion muco-purulente du vagin n'était nullement modifiée. L'inflammation de la vulve et du vagin n'existait qu'à un faible degré. Injections dans le vagin avec une solution de nitrate d'argent. Même traitement.

Le quinzième jour, cicatrisation des ulcères situés au-dessus du méat urinaire, amendement des plus notables des autres ulcères ; flux blennorrhagique plus consistant, laiteux et moins abondant; rougeur et légère tuméfaction des gencives. La dose des frictions mercurielles fut réduite à 2 grammes, les injections vaginales avec la solution de nitrate d'argent furent continuées. Frictions répétées sur les gencives avec de l'alun en poudre.

Le vingt-deuxième jour, l'écoulement vaginal avait cessé ; tous les ulcères étaient cicatrisés. Leurs cicatrices reposaient cependant sur un tissu induré ; l'état fluxionnaire des gencives n'avait pas progressé.

Pendant dix jours encore on insista sur l'usage des frictions mercurielles. Au bout de ce temps, toute induration et tout autre symptôme syphilitique avaient définitivement disparu.

Cette fille ne tarda pas à percevoir les mouvements actifs du fœtus. Neuf mois après l'époque de la suspension de ses règles, elle accoucha d'un enfant bien développé, et qui n'a jamais offert de si gnes d'infection syphilitique.

OBS. II. *Deuxième mois de la grossesse ; —ulcères syphilitiques primitifs à la vulve.* — Une jeune fille de dix-neuf ans, d'une forte constitution, pléthorique et régulièrement menstruée dès l'âge de seize ans, éprouvait pour la première fois un retard de trois mois dans le retour de ses règles. Cette suspension n'avait nullement influé sur sa santé.

Cependant, depuis une vingtaine de jours, de l'inflammation et des ulcérations s'étaient manifestées aux parties génitales extérieures. Soupçonnant la nature et l'origine de ces symptômes, elle eut recours à mes soins le 18 juin 1844.

J'observai les signes suivants : de petites ulcérations nombreuses, de forme lenticulaire, recouvraient la petite lèvre droite. Un ulcère de l'étendue d'une pièce de 25 centimes siégeait sur la petite lèvre opposée. Les ulcères étaient arrondis, faits comme avec un emporte-pièce ; leurs bords étaient élevés, leur fond grisâtre, inégal et induré. La membrane muqueuse de la vulve était enflammée et tapissée de mucosités épaisses et sanguinolentes. Des douleurs vives succédaient à l'émission de l'urine, la marche était pénible ; un mouvement fébrile existait.

La malade attribuait l'origine de ces accidents morbides à une cohabitation fort suspecte, qui avait précédé d'une dizaine de jours leur invasion. Saignée du bras ; lotions calmantes, boissons émollientes.

Quatre jours après l'usage de ces moyens de traitement, l'inflammation des parties génitales et la réaction générale avaient perdu de leur intensité. Mais les ulcères, et surtout ceux qui avaient le moins de surface, s'étaient agrandis ; les ganglions des deux aines s'étaient sensiblement engorgés. Frictions de 3 grammes d'onguent mercuriel ; cautérisation des ulcères avec le nitrate d'argent.

Le onzième jour de cette médication, plusieurs des ulcères de la petite lèvre droite tendaient à se cicatriser. L'aspect de celui qui occupait la petite lèvre gauche était meilleur. Légère tuméfaction des gencives. Même traitement.

Le seizième jour, augmentation de l'engorgement des gencives, goût métallique ; aphthes sur la langue, sur la face interne des joues ; amélioration croissante des ulcères. Suspension des frictions mercurielles, frictions alumineuses sur les gencives ; gargarismes astringents, boissons acidules.

Sept jours après leur interruption, les frictions mercurielles furent reprises. Il n'existait plus d'aphthes sur la membrane muqueuse de la bouche. L'emploi des frictions mercurielles fut continué pendant vingt jours; leur influence sur la bouche se montra moins énergique que la première fois.

Après ce laps de temps, la cicatrisation des ulcères était complètement opérée; nulle trace d'induration n'était constatée au-dessous des cicatrices. La guérison était assurée. Alors l'abdomen offrait le développement qu'on observe vers le cinquième mois de la grossesse. Les mouvements actifs du fœtus étaient souvent perçus.

Le cours de la grossesse ne fut nullement troublé; l'accouchement eut lieu à terme. L'enfant était viable; il n'a offert aucun signe d'infection syphilitique.

Obs. III. *Deuxième mois de la grossesse. — Ulcères syphilitiques primitifs de la vulve.* — Une femme âgée de vingt-sept ans, d'une constitution délicate et nerveuse, n'avait jamais eu de maladies syphilitiques; elle était mère de deux enfants bien portants. L'année dernière, elle avait fait une fausse-couche vers le troisième mois de la gestation.

Il y avait deux mois que ses règles étaient suspendues: des digestions pénibles, de l'inappétence, des vomissements, du gonflement et de la sensibilité aux seins lui faisaient soupçonner une nouvelle grossesse.

Depuis près de quinze jours, des ulcérations s'étaient manifestées sur les organes extérieurs de la génération. Appelé le 3 septembre 1846, je constatai les symptômes suivants : la grande lèvre droite était tuméfiée ; à sa surface interne existait un ulcère, large, peu profond, à bords saillants, frangés et décollés, à fond brunâtre et recouvert de lambeaux membraniformes ; il s'était agrandi rapidement depuis quelques jours. On apercevait, à l'entrée du vagin, plusieurs ulcérations peu étendues, profondes et indurées ; les ganglions de l'aine droite étaient engorgés ; des douleurs se faisaient sentir dans les lombes et dans l'hypogastre.

Saignée du bras, position horizontale, boissons tempérantes, lotions calmantes.

Trois jours après, le traitement par les frictions mercurielles fut commencé. Les ulcères furent cautérisés avec le nitrate d'argent.

Dès le septième jour de ce traitement, la surface de l'ulcère de la grande lèvre droite s'était détergée ; elle était rouge ; les bords avaient un meilleur aspect. Les autres ulcères s'étaient notablement amendés. Le traitement fut continué. A dater de ce jour, l'amélioration fit des progrès non interrompus ; les gencives ne s'engorgèrent que légèrement.

Après trente-cinq jours, l'emploi des frictions mercurielles fut supprimé. Tout vestige d'affection vénérienne avait cessé.

Accouchement à terme d'un enfant bien portant et ne présentant aucun signe d'infection syphilitique.

Obs. IV. *Premier mois de la grossesse.— Tubercules muqueux de la vulve et du périnée.*—Une fille, âgée de vingt-trois ans, d'une constitution lymphathique, était atteinte, depuis près d'un mois, d'une éruption pustuleuse aux parties extérieures de la génération. Des soins de propreté, des lotions émollientes avaient été inutilement employés; cette éruption acquérait un plus grand développement. Je fus appelé le 8 févrir 1850.

De nombreux tubercules aplatis, de forme lenticulaire, saillants, d'un rouge vif, à bords coupés perpendiculairement, siégeaient sur la face interne et sur les bords libres des grandes lèvres, sur le périnée, au pourtour de l'anus; ils exhalaient un liquide séro-purulent et d'une fétidité caractéristique.

Les tubercules qui recouvraient les grandes lèvres étaient réunis, sur plusieurs points, en plaques larges, sur la surface desquelles on remarquait des ulcérations superficielles; ceux qui occupaient les autres régions étaient ou isolés ou disposés en groupes plus limités.

La malade attribuait l'origine de cette affection à des rapports fort suspects qu'elle avait eus avec une personne qui l'avait abandonnée depuis un mois et demi. Elle affirmait n'avoir jamais été atteinte de maladies syphilitiques. Ses règles étaient supprimées depuis près de deux mois ; elle avait la crainte d'être enceinte.

Je prescrivis des frictions mercurielles à la dose de 3 grammes, des lotions astringentes et des onctions fréquentes, sur les tubercules, avec la pommade au précipité blanc, conseillée par M. le docteur Gibert.

Le neuvième jour de ce traitement, les pustules étaient affaissées, les ulcérations tendaient à se cicatriser.

Le vingtième jour, les tubercules et les ulcérations avaient disparu.

Cependant, comme ce symptôme syphilitique est un de ceux qui s'effacent le plus rapidement, et que l'affection, dont ils peuvent n'être qu'une manifestation, n'est pas toujours détruite par le fait de sa disparition, le traitement mercuriel fut encore employé pendant douze jours ; son influence sur la bouche ne fut jamais que peu saillante.

Neuf mois après la suppression de la menstruation, l'accouchement eut lieu. L'enfant était viable, et il n'a présenté aucun symptôme syphilitique.

Obs. V. *Troisième mois de la grossesse.—Ulcères syphilitiques des parties génitales extérieures.* — Une femme, âgée de vingt-quatre ans, d'une bonne constitution, était enceinte pour la seconde fois; sa première grossesse n'avait été troublée par aucun accident morbide. Vers le commencement du troisième mois de celle-ci, des ulcérations, accompagnées de douleurs vives et d'inflammation, se développèrent sur les parties sexuelles extérieures.

Le 12 juin 1850, seizième jour de l'apparition des symptômes, nous vîmes pour la première fois cette malade.

La membrane muqueuse de la vulve était rouge; un ulcère large, profond, douloureux, à bords saillants, à surface grisâtre et indurée, occupait la partie moyenne de la face interne de la grande lèvre gauche; plusieurs ulcères moins étendus, mais offrant la même physionomie que le précédent, siégeaient sur la petite lèvre du même côté; les ganglions de l'aine gauche étaient engorgés et douloureux.

Le mari, qui s'offrit aussi à notre examen, portait sur la couronne du gland deux chancres huntériens. Leur apparition avait précédé de quelques jours l'affection que nous observions chez sa femme.

Les ulcères furent cautérisés avec le nitrate d'argent; 3 grammes d'onguent mercuriel furent employés tous les soirs, en friction, sur les membres inférieurs.

Une amélioration bien notable existait le dixième jour du traitement.

Le douzième jour, les gencives commencèrent à se tuméfier.

Le dix-septième jour, la surface des ulcères était recouverte de bourgeons charnus ; leurs bords étaient affaissés. L'engorgement des gencives avait augmenté. La membrane muqueuse de la bouche était rouge ; des plaques aphtheuses recouvraient quelques points de sa surface. Haleine fétide; goût métallique. Suppression des frictions mercurielles; frictions sur les gencives avec l'alun pulvérisé; gargarismes astringents ; boissons tempérantes.

Au bout de huit jours, tous signes de stomatite s'étaient dissipés. On revint aux frictions mercurielles. Leur dose fut réduite à 2 grammes ; elles furent continuées pendant vingt jours. Aucun accident morbide ne se renouvela du côté de la bouche. La guérison fut définitive.

L'accouchement s'opéra à terme. L'enfant était viable ; il fut exempt de toute affection syphilitique.

RÉFLEXIONS.

C'est sous la forme de blennorrhagie, d'ulcères, d'engorgements ganglionnaires et de pustules muqueuses que se révélèrent les symptômes syphilitiques que nous offrent les observations que nous venons de rapporter.

Ces symptômes appartiennent évidemment à la syphilis primitive. Il n'en est qu'un seul, les pustules muqueuses, qui, sans le témoignage désintéressé de la malade, pourrait être considéré comme un accident syphilitique consécutif. Ils se manifestèrent dans les premiers temps de la gestation : le premier mois dans la quatrième observation, le deuxième mois dans la première, la deuxième et la troisième observation, et le troisième mois dans la cinquième observation. — Lorsque nous fûmes appelé à en constater l'existence, leur invasion était récente ; leur développement était bien caractérisé; leur diagnostic ne pouvait être incertain. Dans le plus grand nombre des cas, nous pûmes remonter à leur origine.

Des troubles digestifs existaient seulement dans les première et troisième observations.

Il y eut des signes qui firent redouter un avortement prochain, dans la troisième observation. La malade avait offert un exemple de cet accident dans une précédente grossesse.

Ce fut au milieu de ces conditions que le traitement mercuriel fut entrepris.

Avant de recourir à cette médication, nous employâmes, dans les deuxième et troisième observations, la saignée et des moyens émollients, soit dans le but de prévenir l'avortement, soit dans celui de diminuer l'intensité des phénomènes inflammatoires locaux et d'une réaction fébrile générale.

Dans toutes les autres observations, la médication mercurielle fut administrée immédiatement.

Une seule méthode de traitement fut adoptée chez toutes nos malades : ce furent les frictions mercurielles ; elles furent employées à des doses peu élevées. Jamais la quantité de 3 grammes d'onguent mercuriel ne fut dépassée dans les vingt-quatre heures. Nous nous hâtâmes d'en suspendre momentanément l'usage ou d'en réduire les doses aussitôt que l'influence de leur action se manifesta sur la bouche. En usant de cette importante précaution, nous n'eûmes pas à observer des signes intenses de stomatite.

L'emploi des frictions mercurielles ne fut discontinué qu'après la disparition complète de toute expression syphilitique locale, et de toute induration au dessous de la cicatrice des ulcères.

La durée du traitement a été, dans nos observations, à peu près égale à celle qu'exige la cure des symptômes syphilitiques primitifs dans toutes les autres circonstances.

Nous avons continué à observer l'état de nos malades pendant tout le temps de la grossesse, et nous n'avons jamais vu apparaître des accidents syphilitiques consécutifs. Nous avons examiné les enfants, au moment de la naissance et ultérieurement, pendant un temps plus ou moins long; ils ne nous ont offert aucun signe d'infection.

Ainsi, l'affection syphilitique que nous avions à combattre a été constamment et radicalement guérie.

Comme traitement local, nous avons eu recours à des lotions, à des injections émollientes et calmantes; à la cautérisation des ulcères avec le nitrate d'argent; à des injections avec une solution de nitrate d'argent, dans la blennorrhagie; à des applications de la pommade au précipité blanc, sur les tubercules muqueux.

Parmi les faits assez nombreux de syphilis primitive que nous avons recueillis chez les femmes enceintes et que nous avons soumis au traitement par les frictions mercurielles, nous n'avons rapporté, à dessein, que ceux qui coïncidaient avec les premiers mois de la gestation. Il nous a semblé que cette période de la grossesse, qui se complique si souvent de troubles généraux et locaux si divers, qui est si sujette à l'avortement et qui présente des conditions si défavorables au succès du traitement, devait nous fournir, plus que les autres périodes, l'occasion d'apprécier les effets thérapeutiques des médications qu'on expérimentait.

Des observations que nous avons rapportées dans ce travail, il nous paraît qu'on doit conclure :

1° Que les frictions mercurielles, dirigées contre la syphilis primitive coïncidant avec les premiers temps de la gestation, procurent une guérison aussi prompte et aussi assurée que dans toutes les autres circonstances ;

2° Qu'administrées avec la réserve que nous avons adoptée, elles ne provoquent aucun accident grave du côté de la bouche, et que toutes les fois que les accidents commencent à se manifester, ils disparaissent rapidement, en suspendant pendant quelque temps la médication mercurielle, ou seulement en en diminuant les doses ;

3° Qu'elles n'ont exercé aucune influence nuisible sur le cours régulier de la grossesse, ni sur la viabilité de l'enfant ;

4° Enfin, qu'après la disparition de tous signes d'affection syphilitique primitive, aucun accident consécutif n'est survenu, et que nul indice de transmission de la maladie ne s'est déclaré chez les enfants.

On pourrait objecter que tout autre traitement mercuriel aurait joui des mêmes avantages, dans des circonstances analogues. L'expérience seule doit donner les éléments nécessaires à la solution de toute question thérapeutique.

Pendant deux fois, nous avons fait usage, avec la plus grande circonspection, de la liqueur de Wan Swieten, dans des cas de syphilis primitive qui coexistait avec les premiers mois de la gestation. Pendant deux fois l'avortement a succédé à son emploi.

Parmi les préparations mercurielles employées à l'intérieur, il en est une qui plusieurs fois nous a donné des résultats aussi heureux que les frictions mercurielles : c'est l'onguent mercuriel. Nous mentionnons ici seulement les résultats, qui doivent être l'objet d'un travail spécial.

Nous reproduisons l'observation suivante, que nous tirons d'un mémoire sur la péritonite que le Dr Mazade a adressé récemment à l'Académie de médecine. Ce fait, quoiqu'il ne se rapporte pas à une affection syphilitique, n'en fournit pas moins un nouveau témoignage de l'innocuité de la médication.

Observation. — *Quatrième mois de la grossesse. — Signes de métro-péritonite. — Traitement antiphlogistique impuissant. — Frictions mercurielles. — Guérison. — Nulle influence sur le cours de la grossesse.* — Mme C..., âgée de vingt-deux ans, primipare et douée d'une bonne constitution, n'avait pas vu reparaître ses règles depuis près de quatre mois ; elle éprouvait les signes rationnels de la grossesse, lorsque, le 9 janvier 1842, elle resta, pendant quelques heures, les jambes plongées dans de l'eau froide.

Le lendemain, frisson prolongé, suivi d'une réaction générale intense ; légère hémorrhagie utérine, accompagnée de douleurs lombaires et hypogastriques et de contractions dans la région de l'utérus. (Saignée, position horizontale, boissons froides.)

Les jours suivants, nuls signes d'hémorrhagie ni de contractions utérines, hypogastre douloureux; tumeur arrondie au-dessus du pubis ; fièvre; agitation. (Sangsues nombreuses sur l'hypogastre.)

Le quatrième jour, abdomen douloureux, développé ; vomissements ; pouls dur et accéléré ; céphalalgie ; chaleur sèche de la peau. (Saignée, fomentations émollientes.)

Le cinquième jour, tension abdominale plus

considérable; douleurs violentes provoquées par la moindre pression et par le plus léger mouvement; altération profonde de la physionomie; traits ramenés vers la ligne médiane; propos incohérents; respiration courte, costale; nausées et vomissements fréquents; pouls petit, accéléré; refroidissement des extrémités inférieures. (Frictions mercurielles sur le ventre et les cuisses, répétées toutes les trois heures, à la dose de 12 grammes.)

Le sixième jour, dans la soirée, les traits de la face se relèvent; abdomen moins tendu et moins douloureux; intégrité de l'intelligence. (Même traitement.)

Le septième jour, tuméfaction des gencives; haleine mercurielle; l'intumescence et la sensibilité de l'abdomen avaient diminué; l'aspect de la face, l'état du pouls et celui de la respiration étaient plus naturels; la douleur et la résistance de l'hypogastre persistaient. (Même prescription.)

Le huitième jour, augmentation de l'engorgement des gencives; sécrétion salivaire abondante; ventre souple et indolent; la région hypogastrique est aussi sensible à la pression; tuméfaction profonde et appréciable. Dès ce jour, les frictions mercurielles furent supprimées; elles furent remplacées par des bains, des fomentations émollientes.

Le onzième jour de l'invasion de la maladie, la convalescence s'établit. Cependant il y eut encore, pendant quelques jours, de la tuméfaction aux gencives, un ptyalisme abondant, et des ulcérations superficielles sur divers points de la membrane muqueuse de la bouche. Ces accidents cédèrent à des attouchements réitérés avec une solution de nitrate d'argent.

Quinze jours environ après sa guérison, Mme C... sentit les mouvements actifs du fœtus. L'abdomen offrait alors le développement qu'on observe vers le cinquième mois de la grossesse.

L'accouchement eut lieu à terme. L'enfant était viable ; atteint d'un muguet confluent, il mourut le douzième jour de sa naissance.

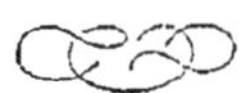

www.ingramcontent.com/pod-product-compliance
Ingram Content Group UK Ltd.
Pitfield, Milton Keynes, MK11 3LW, UK
UKHW021031220726
13924UKWH00001B/244

9 782019 295158